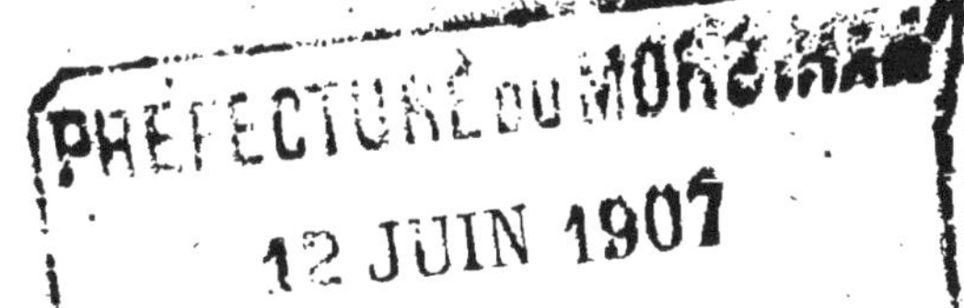
PRÉFECTURE DU MORBIHAN
12 JUIN 1907
N°

A propos d'Erreurs observées en Tunisie

AF463627

Quelques Conseils d'Hygiène

par le Docteur R. JUDE

Aide-Major de 1re Classe des Hôpitaux de Tunisie
Médecin à Tabarka

PRÉFACE

de

M. le Médecin principal de 1re Classe MALINAS

Directeur du Service de Santé de la Division d'occupation

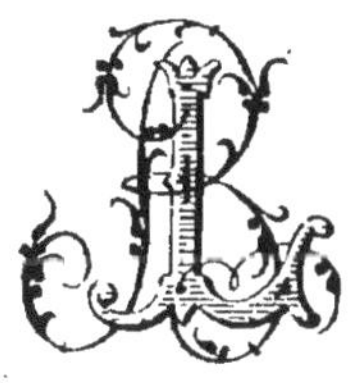

8° T7c
93

RENNES. — B. LE BEAU, ÉDITEUR
PLACE DU CHAMP-DE-FOIRE, 5

1907

A propos
d'Erreurs observées
en Tunisie

8° Tc 7 30

A propos d'Erreurs observées en Tunisie

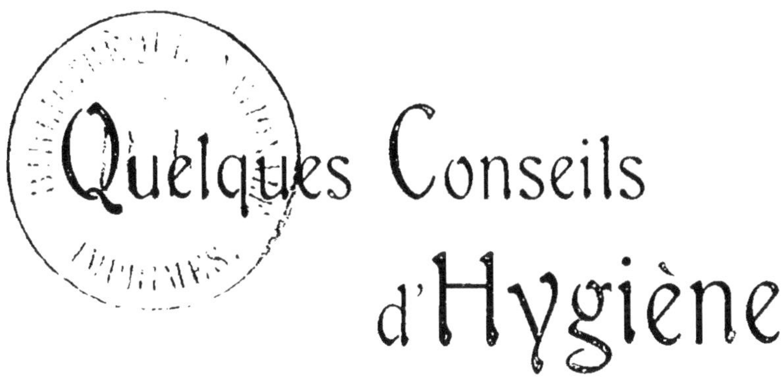

Quelques Conseils d'Hygiène

par le Docteur R. JUDE

Aide-Major de 1re Classe des Hôpitaux de Tunisie
Médecin à Tabarka

PRÉFACE

de

M. le Médecin principal de 1re Classe MALINAS

Directeur du Service de Santé de la Division d'occupation

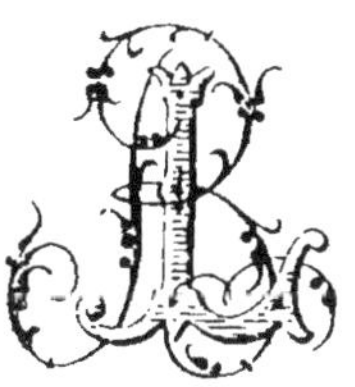

VANNES. — B. LE BEAU, Éditeur
Place du Champ-de-Foire, 5

1907

Aux Colons

et Habitants

de Tabarka

PRÉFACE

Sous forme de Conseils aux colons et aux habitants de Tabarka, Monsieur le Médecin aide-major de 1re classe JUDE, *chargé du Service sanitaire de la garnison de cette place et de l'Assistance médicale aux Européens et aux Indigènes de cette région, a écrit un petit livre sur* **quelques Questions d'Hygiène** *et de* **Médecine usuelle,** *qui peut être utilement consulté et étudié partout où l'on rencontre soit la même ignorance, soit les mêmes errements ou les mêmes déplorables habitudes. Il faudra longtemps encore pour que, pour la grande masse, les règles hygiéniques les plus simples soient mises en pratique, que les conseils du Médecin soient recherchés et suivis, à l'exclusion de ceux des charlatans de toute espèce. Mais il ne faut pas se rebuter. C'est par l'action soutenue, par un véritable apostolat que nous arriverons peu à peu à faire disparaître les préjugés ridicules, à déraciner les coutumes les plus bizarres et parfois les plus meurtrières. C'est donc faire œuvre essentiellement méritoire* *que de propager par la parole ou par le livre de vulgarisation les notions hygiéniques les plus essentielles, comme de donner à ceux qui sont loin de tout secours médical des conseils simples et précis, d'application facile. Ils sont surtout utiles dans les pays nouvellement ouverts à la civilisation et à la colonisation où, comme en Tunisie, dans les campagnes du moins, l'assistance médicale est encore insuffisante.*

Nos Médecins militaires n'ont pas failli à cette tâche et nos jeunes camarades contribuent pour une large part, principalement dans les postes isolés du Sud, à répandre la bonne semence. Il faut donc féliciter Monsieur le Médecin aide-major JUDE *d'avoir apporté sa contribution personnelle à l'œuvre générale. Son livre clair, écrit sans prétention, indique au colon, à l'indigène, à l'habitant du bourg comme à celui de la campagne, les moyens de prophylaxie et de thérapeutique à mettre en usage pour le maintien de sa santé, source de toutes les richesses.*

Nous sommes persuadé qu'il aura le succès qu'il mérite.

TUNIS, le 5 Avril 1907.

Le Médecin principal de 1re classe,
Directeur du Service de Santé,

A. MALINAS.

INTRODUCTION

> « *Quand il se rencontre sur votre chemin une erreur populaire, ne manquez pas de la détruire en passant, comme un voyageur coupe une ronce.* »
>
> BACON.

Au cours de nos visites médicales chez les habitants de la région de Tabarka, nous avons constaté un certain nombre d'erreurs en matière d'hygiène. Beaucoup de ces erreurs se répétant avec une persistance singulière, et devenant de véritables coutumes nuisibles, il nous a paru utile de lutter contre elles, non seulement par la parole, comme nous le faisons tous les jours, mais encore par la publication d'un opuscule où nous relaterions les principales fautes constatées et notées par nous au jour le jour, leurs conséquences néfastes, la conduite à tenir pour en éviter le retour.

De ce que nous signalons quelques erreurs chez un certain nombre d'habitants de la région, il ne faut pas conclure que tout est à critiquer chez tous ; bien au contraire, beaucoup font preuve en matière d'hygiène, d'une intelligence, d'un bon sens, dignes des plus grands éloges. Nous sommes heureux de constater en particulier, que l'alcoolisme est presque inconnu dans la contrée.

Notre brochure ne sera donc pas un manuel complet ; laissant de côté les préceptes d'hygiène généralement observés dans notre région, nous donnerons quelques conseils sur les sujets suivants :

Prophylaxie du paludisme ;

Construction et aménagement des habitations ;

Moyens d'avoir une bonne eau potable ;

Hygiène infantile (notions sur l'alimentation en particulier) ;

Revaccinations.

Un rapide exposé des erreurs commises par des matrones, en matière d'accouchements, nous conduira à parler des charlatans qui exploitent le public, des gens qui se soignent eux-mêmes d'après la quatrième page des journaux, ou ne viennent consulter le médecin qu'après avoir épuisé tous les remèdes de commères.

Nous terminerons en exposant quelques notions d'un sujet qu'on ne saurait trop vulgariser, surtout chez les colons habitant loin de la ville : les premiers soins à donner en cas d'accidents ou d'indispositions.

Tabarka, 15 Mars 1907.

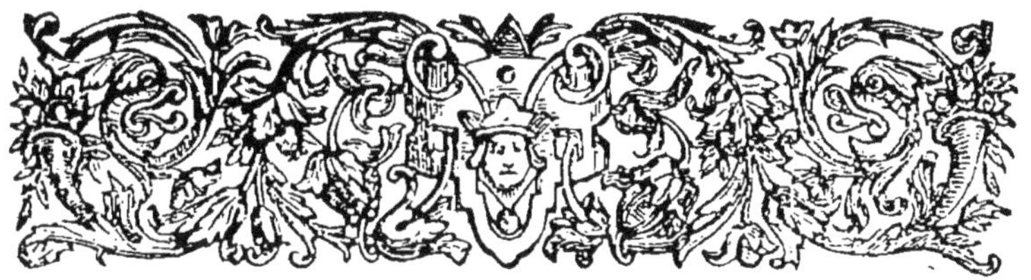

I

PROPHYLAXIE DU PALUDISME

Le paludisme a sévi autrefois d'une façon très rigoureuse dans la région de Tabarka ; il est aujourd'hui en voie de décroissance, mais nombre de colons et d'habitants de la ville en sont encore atteints.

Or, la prophylaxie du paludisme est insuffisamment connue ; nous avons vu bien des maisons construites à la campagne, non loin de l'Oued, dans des terrains bas et marécageux infestés d'anophèles. En ville, trop de gens laissent devant leurs portes des flaques d'eau où pullulent les moustiques dont ils n'ont cure ;

enfin, si la plupart de nos clients se soignent quand ils sont très fortement atteints, beaucoup négligent les accès paludéens subaigus, et presque tous s'abstiennent, malgré nos conseils de prendre de la quinine préventive, dont ils contestent l'utilité. Ce sont là des erreurs dont nous allons essayer de montrer la gravité.

Examinons ce que c'est que le paludisme, et comment il faut s'en préserver :

La cause efficiente du paludisme est un protozoaire découvert par Laveran dans le sang des paludéens, et nommé par lui hématozoaire. Ce parasite est véhiculé par des moustiques nommés anophèles, qui l'inoculent à l'homme par piqûres.

Toutes les causes de débilitation intervenant chez l'homme : chaleur, mauvaise alimentation, fatigues, alcoolisme, etc., seront d'un autre côté des causes déterminantes d'accès paludéens.

« Pour faire du paludisme, a dit le professeur Le Dantec [1], il faut essentiellement trois facteurs :

---

(1) A. Le Dantec, précis de pathologie exotique 1905. O. Doin.

1° Un facteur animal, sensible au virus paludéen : c'est l'homme ;

2° Un facteur insecte servant de milieu de culture et de transmission au virus : c'est l'anophèle ;

3° Un facteur terrain servant de culture à l'anophèle lui-même, c'est la mare ou marais.

Toute mesure prophylactique dirigée contre le paludisme, visera donc un de ces trois facteurs.

Nous sommes ainsi amenés à indiquer successivement :

1° Les mesures ayant en vue la protection de l'homme,

2° Les mesures ayant en vue la destruction des moustiques,

3° Les mesures ayant en vue la suppression des mares ou marais.

1° Mesures ayant en vue la protection de l'homme

Les mesures de protection que peut prendre l'homme sont les suivantes :

A) *Moustiquaires.* — Beaucoup d'habitants de la région paraissent se servir avec profit de ces appareils très pratiques. Une moustiquaire se compose essentiellement d'un voile de tulle qui entoure complètement le lit ou le hamac, empêchant les insectes d'y pénétrer. Nous verrions avec plaisir l'usage des moustiquaires se généraliser dans la région de Tabarka.

B) *Maisons grillagées.* — C'est un moyen qui a fait ses preuves en Italie. Les colons habitant dans la plaine non loin de l'Oued devraient tous l'employer. Mais il ne faut pas se borner à clore les fenêtres avec des treillis métalliques, les portes doivent être construites sous forme de tambours grillagés, munies d'un double battant à fermeture automatique.

c) *Quinine préventive.* — La quinine est un spécifique admirable contre le paludisme. Elle réussit merveilleusement à juguler les accès de fièvre, et même à les prévenir.

Nous pourrions citer de nombreux exemples de résultats heureux obtenus par la prophylaxie quinique : pendant la campagne du Dahomey, les médecins-majors Saint-Macary et Barthélémy préservèrent leurs hommes du paludisme, en leur distribuant chaque jour du vin de quinquina quininé.

Dans diverses expéditions françaises, anglaises, etc., on a donné chaque jour de la quinine aux soldats ; toujours les résultats ont été excellents.

Citerons-nous l'exemple de la garnison de Tabarka, indemme de paludisme l'an dernier, en partie grâce à l'administration bi-hebdomadaire de o gr. 50 de quinine par homme.

Aucun militaire de la garnison n'a contracté de fièvres à Tabarka. Et cependant il y a beaucoup d'atteintes de paludisme dans la population civile.

Prendre de la quinine préventive est, à notre avis, une obligation stricte pour tout colon habitant les terrains marécageux situés près de l'Oued Kébir, pour tous les Siciliens dont les maisons sont construites à proximité du marais de l'Ecole, pour toute personne enfin appelée à parcourir dans la journée les endroits infectés par la malaria.

Pour beaucoup de ceux-là, même, la quinine ne sera pas préventive, mais bien curative, car ils sont atteints de paludisme sans le savoir.

Il existe de nombreuses formes subaigues de fièvre paludéenne qui sont inaperçues, dédaignées, ou méconnues par les malades. L'un qui se vante de n'avoir jamais la fièvre, aura souvent, en réalité, une température de 37°7, 37°9 sous l'aisselle ; un autre souffrira de migraines, de nausées, de courbatures inexplicables ; un troisième aura des sueurs fréquentes qui l'épuiseront.

Chez tous l'anémie s'installe insidieusement, d'autant plus grave, que les malades en méconnaissant la cause, ne se soignent pas. Il faut se méfier de ces formes larvées très fréquentes dans notre région, où, par contre, les accès suraigus sont très rares, et ne pas hésiter à consulter le médecin quand on souffre de malaises persistants, si légers soient-ils.

Comment faut-il prendre la quinine préventive? — A raison de o gr. 50 de chlorydrate de quinine, deux fois par semaine, le matin, avec un bol de lait chaud de préférence.

Il faut en prendre également o gr. 50 les jours où l'on est obligé de séjourner dans les marais.

A certaines personnes qui refusaient de prendre de la quinine préventive, nous avons conseillé le vin composé suivant :

Extrait mou de Quinquina.	40 grammes
Teinture de Gentiane......	5 grammes
Vin de Malaga.............	q. s. pour un litre.

Prendre un verre à liqueur à la fin du repas de midi tous les jours pendant une semaine ; cesser quatre jours, et recommencer. Prendre également un verre à liqueur de ce vin avant de partir en excursion ou en chasse dans les marais.

Cette préparation nous a donné d'excellents résultats.

Pendant combien de mois doit-on appliquer la quinine préventive? — Pendant toute la période des chaleurs ; pendant les mois où les moustiques sont actifs et piquent, depuis les premiers soleils de Mars, jusqu'en Octobre.

2° Mesures ayant en vue la destruction des moustiques

Le moustique peut être détruit surtout quand il est à l'état de larve. Or, les larves se trouvent dans les marécages ou flaques d'eau. Le meilleur procédé de destruction consiste à jeter dans l'eau du pétrole ou du gresyl. (Eloigner les bestiaux des mares ainsi traitées).

Le moustique peut aussi être tué dans les habitations quand il est parvenu à l'état d'insecte.

Certains auteurs ont essayé d'expliquer au public les caractères différentiels qui distinguent le *culex*, moustique banal, de l'*anophèle*, moustique dangereux.

Ces caractères nous semblent n'avoir jamais été bien retenus.

Quand, dans une chambre, se trouvent 50 à 80 moustiques, détruisez-les tous, sans perdre votre temps à les différencier. Les recherches d'identification des éspèces seront faites avec plus d'avantage et de compétence par les médecins.

Pour détruire les moustiques on a imaginé de brûler dans les appartements diverses substances : feuilles d'eucalyptus, tabac, etc. Ces fumées engourdissent l'anophèle, elles ne le tuent généralement pas. Il est préférable d'employer la poudre insecticide qu'on pulvérise dans tout l'appartement après avoir bouché hermétiquement les fenêtres. L'opération terminée, on sort rapidement en fermant la porte ; en 10 minutes environ tous les moustiques ont péri.

3° Mesures ayant en vue la suppression des mares ou marais

Les procédés que nous venons de passer en revue n'ont qu'une valeur palliative ; les seuls remèdes vraiment efficaces sont les moyens de dessèchement, de drainage, de suppression des eaux stagnantes.

Ce sont ces moyens que l'on va employer, nous l'espérons, pour supprimer les marais situés aux portes mêmes de Tabarka. Il serait urgent de dessécher le plus tôt possible les marécages situés à gauche et à droite de la route de Béjà, et surtout le marais de l'Ecole qui est particulièrement dangereux, et a causé des atteintes de paludisme sérieuses dès le mois de Mars de cette année.

A côté de ces travaux d'ordre général, qui ont fait de notre part l'objet d'un rapport détaillé, il y a place pour bien des efforts personnels.

Chaque colon peut dessécher les marécages situés dans ses propriétés en creusant des canaux pour l'écoulement des eaux, en comblant ensuite la cuvette au moyen de terrassements.

Si ces procédés ne sont pas praticables, il faut draîner avec des tuyaux de poterie conduisant l'eau dans des puits absorbants.

En outre, chaque habitant de la ville doit balayer devant chez lui, supprimer les flaques d'eau stagnante, ne pas jeter de détritus de toutes sortes. Quand les marais, les marécages, les flaques d'eau croupissante auront complètement disparu des quartiers bas de la ville, on ne verra plus de moustiques, il n'y aura plus de nouvelles atteintes de paludisme, la quinine deviendra inutile.

Rappelons pour terminer que les travaux de terrassement nécessaires pour le dessèchement des marais nécessitent des précautions particulières ; on doit les entreprendre en hiver, car le paludisme sévit surtout l'été. Les ouvriers doivent prendre de la quinine préventive, être bien nourris, bien logés sur les hauteurs, et ne descendre dans les marécages que pendant les heures de travail. On n'acceptera pour ces travaux que des hommes robustes et acclimatés, de préférence des arabes ; le colon nouvellement arrivé se gardera de travailler la terre dans les endroits marécageux où tout terrassement, tout remûement du sol peut être pour lui la source d'accès de paludisme aigu.

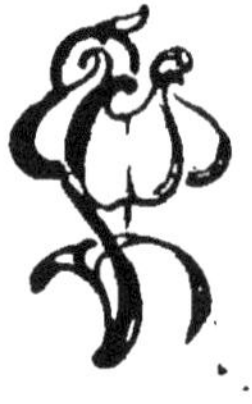

II

HABITATIONS

Au cours du chapitre précédent, nous avons parlé de l'erreur qui consiste à bâtir dans les terrains bas et marécageux où se contractent les fièvres paludéennes. Voyons plus en détail où et comment il faut construire une maison :

1° *Emplacement.* — La première question à résoudre est celle de l'emplacement. Il ne suffit pas de ne pas construire en plein marais, il faut choisir un lieu élevé, ventilé, ensoleillé, un sol perméable, déclive, où l'écoulement des eaux se fasse bien.

Mais, me direz-vous, parfois on est obligé de construire en terrain humide !

Alors il est indispensable de draîner d'abord profondément avec des tuyaux de poterie, afin de faire écouler l'eau souterraine. Cette question est importante dans notre climat très humide, surtout pendant l'hiver.

2° *Fondations.* — Voilà notre terrain choisi, naturellement sec et perméable, ou convenablement drainé. Allez-vous placer directement votre maison sur le sol ? Non certes, car c'est là un usage très blâmable. Il faut faire des fondations profondes, établir des sous-sols, des caves, où circule une couche d'air isolante. Vous éviterez ainsi l'humidité du rez-de-chaussée, et économiserez même de l'argent, car les poutres et planchers bien isolés du sol pourriront infiniment moins.

Vous n'établirez pas non plus les fondations en adossant la maison à une colline, comme on l'a fait pour le Contrôle actuel ; les eaux filtrant depuis le sommet de la montagne viendraient imbiber vos murs et les rendre humides. Or, l'humidité est néfaste pour beaucoup de causes : elle diminue considérablement l'évaporation cutanée, ce qui est fort pénible en été, et augmente par conduction la perte de chaleur de notre corps, ce qui est nuisible en hiver et nous expose à des bronchites ou des rhumatismes.

De plus elle est une cause de pullulation des microbes et des parasites.

Il faut l'éviter avec soin.

3° *Orientation.* — Avez-vous songé à l'orientation ? Celle qui nous semble préférable est l'exposition Nord-Est Sud-Ouest.

4° *Hauteur des plafonds. — Fenêtres.* — La maison s'élève. Ayez soin d'avoir des pièces vastes à plafonds hauts de 4 mètres environ. N'économisez pas en restreignant le nombre et la dimension des fenêtres, laissez entrer largement le soleil qui séchera vos appartements pendant l'hiver. Pendant l'été vous aurez, aux heures chaudes de la journée, des persiennes, des stores, ou encore mieux, une vérandah, bien installée, pour préserver des ardeurs du soleil, et permettre aux enfants de jouer au grand air.

5° *Comment répartir les pièces.* — Je connais des maisons où une salle d'entrée sert à manger, à coucher, et à recevoir des allants et venants dont les sabots apportent des résidus de fumier et de boue. Ces résidus se dessèchent dans la chambre, voltigent sous l'impulsion du balai, se déposent sur le lit, les vêtements, le pain, les matières alimentaires. Au point de vue du simple bon sens, croyez-vous qu'il soit sain de manger des aliments recouverts de telles poussières ?

A un point de vue un peu plus technique,

IMPRIMES

je vous dirai que les poussières de l'air peuvent contenir les germes de maladies redoutables, bacilles de la tuberculose, de la pneumonie, de la diphtérie (croup), de la fièvre puerpérale, de l'érysipèle, bien d'autres encore.

Réservez donc, dans votre habitation, une pièce pour recevoir les visiteurs, gardez la salle à manger, les chambres, à l'abri des souillures du dehors, et quand vous n'aurez pas pu éviter la poussière, ne la déplacez pas avec un balai, mais passez sur le plancher une toile humide qui l'enlèvera sans la faire voler.

6° *Matériaux.* — Quelques habitants nécessiteux et surtout les Arabes emploient une sorte de mortier de terre, ou du ciment médiocre. C'est là une économie mal comprise. Chaque fois qu'il pleut, les parois de la maison s'imbibent et restent humides pendant des semaines, de plus les murs se dégradent.

Ayez donc de bon ciment à la chaux, il sera meilleur, durera plus longtemps, et, en fin de compte, reviendra moins cher.

7° *Annexes.* — Arrivons maintenant aux annexes de la maison.

a) CABINETS. — Nous sommes vraiment navré de constater que la plupart des anciennes maisons de Tabarka ne possèdent pas de cabinets d'aisance. Un petit bois situé près de la mer sert de dépotoir aux hommes siciliens pauvres ; les femmes, plus pudiques, emploient des pots qu'elles vont vider au dehors quand la nuit arrive ; les enfants font simplement leurs besoins devant les portes ou à côté de la maison.

Les matières fécales ainsi jetées au dehors peuvent, ou se dessécher et être véhiculées par le vent, ou bien elles tombent en terrain humide, pénètrent dans le sol et vont infecter les puits.

Or, un certain nombre de maladies très graves : le choléra, la fièvre typhoïde, la dyssenterie, etc., n'ont d'autre origine que l'eau souillée par des déjections de malades.

Vous rendez-vous compte du danger qui vous menace ?

Savez-vous que pendant l'été des nuées de mouches se promènent sur ces matières fécales et viennent ensuite se poser sur vos aliments, y apportant des germes morbides ?

Les médecins qui se sont succédés à Tabarka et la Commission d'hygiène locale ont signalé ce danger, auquel on va, espérons-nous, remédier bientôt.

Mais les mesures d'hygiène demandées, la création de cabinets publics ne sont pas tout, il faut que les habitants agissent aussi ; que toute construction nouvelle soit pourvue de cabinets d'aisance, que les anciennes maisons possèdent au moins des tinettes mobiles, ou que, provisoirement, on installe en un lieu convenable des feuillées désinfectées chaque jour, à la chaux ou au sulfate de cuivre.

Pour les habitations des colons, nous conseillons, soit une fosse fixe bien maçonnée, pour éviter les infiltrations, soit des tinettes mobiles, dans lesquelles on jettera chaque jour un peu de terre sèche et qu'on épandra dans un champ éloigné.

Il faudra veiller, dans ce cas, à ce que le domestique, chargé de remplacer les tinettes, ait des vêtements spéciaux et se désinfecte les mains.

b) Cours des Fermes. — Il serait indispensable d'avoir des cours de ferme en pente, avec caniveaux pour l'écoulement de l'eau.

c) Ecuries. — L'écurie doit être pavée, les joints cimentés, avec une pente bien établie pour l'écoulement du purin.

Le fumier sera enlevé fréquemment et porté dans une fosse. Celle-ci devra être aussi étanche que celle des cabinets, pour éviter l'infiltration des matières fécales liquides, qui pourraient aller infecter la nappe d'eau du puits.

Pour plus de sûreté, construisez le puits loin des fosses d'aisance, car les épidémies de fièvre typhoïde et d'autres maladies ont souvent pour cause la contamination de l'eau potable par les déjections.

Remarques au sujet de la construction d'un ensemble de maisons. — A la campagne, chaque habitation est pourvue de cours, de jardins, mais en ville, où le terrain se vend plus cher, on entasse les constructions.

Au moment où Tabarka se développe rapidement, il faudrait songer à laisser entre les groupes de maisons neuves des espaces vides que l'on transformera en jardins privés ou publics.

« Les jardins publics et les parcs, dans l'intérieur des villes, ne sont pas un luxe, mais constituent un élément indispensable de salubrité ; c'est là en effet que se trouvent, à la portée de tous, les réserves d'air, relativement pur, dont les citadins ont besoin ; c'est là qu'on pourra réserver des espaces libres, pour les jeux des enfants, les sports des adultes, c'est là que les travailleurs rencontreront le calme favorable au repos... D'après Hénard, jardins et parcs devraient représenter un dixième de la surface des villes. » (1)

(1) Arnould, nouveaux éléments d'hygiène. — Baillère et fils, éditeurs, 1907.

III

L'EAU

La population de Tabarka est alimentée par l'eau, excellente en général, qui est captée à la source d'Aïn Gmel.

Toutefois nombre d'habitants commettent l'imprudence de boire pendant l'été à certains puits, médiocres, qui sont très frais. D'autres, au cours de partie de chasse, se désaltèrent dans l'Oued, voire même dans les marais ; enfin quelques colons n'ont à leur disposition que des puits, mal construits, ou des sources dont la captation est défectueuse.

Est-il possible d'éviter ces erreurs, de remédier à ces défectuosités ?

Examinons ensemble les diverses eaux que nous pouvons rencontrer dans le pays :

1° *Eaux de Citernes.* — Les citernes sont rares dans notre région, aussi nous n'insisterons pas. Disons seulement qu'elles doivent être étanches, disposées pour ne pas recueillir l'eau tombée au début de chaque pluie, car cette eau a nettoyé les toits, et s'est chargée de toutes sortes d'impuretés.

2° *Eau du Sol.* — Elle provient de la pluie. Celle-ci ruisselle à la surface du sol, se charge de souillures diverses, puis s'infiltre peu à peu. Elle traverse les couches superficielles de la terre, bondées de microbes, puis les couches profondes, de plus en plus stériles.

A trois mètres de profondeur environ, toute vie microbienne a cessé.

A partir de ce niveau, le sol, pourvu qu'il soit convenablement poreux, va donc devenir un filtre excellent.

De ces notions succinctes, il est facile de déduire les meilleurs modes de captation de l'eau.

Procédés de captation de l'Eau

A) *Les Puits.* — Les puits devront être creusés profondément à 10 mètres au moins ; leurs parois seront maçonnées pour éviter l'apport des eaux superficielles riches en microbes.

Dans le sud Tunisien, les puits arabes, ouverts au ras du sol, constituent un dépotoir où se déversent les eaux de pluie et toutes sortes d'impuretés ; de plus, ils sont extrêmement dangereux et les enfants y tombent fréquemment.

Pour éviter toute contamination et tout danger d'approche, il sera indispensable d'établir une margelle d'un mètre environ de hauteur, et de couvrir le puits.

Une cause de souillure fréquente est l'emploi de seaux, pour puiser l'eau.

Les seaux restent souvent à terre, en contact avec des détritus, des débris de fumier ou de boue, qu'ils emportent avec eux au fond du puits, quand on les redescend.

Il n'en faut pas plus pour contaminer une eau primitivement excellente.

Aussi conseillons-nous plutôt d'installer une pompe, dont le tuyau descendra aussi profondément que possible.

* * *

Un autre genre de puits, peu connu dans la région, mais qui a donné ailleurs d'excellents résultats, est le « puits foré ».

Il se compose d'un tube pointu à son extrémité inférieure, et percé, un peu au-dessus de la pointe, de trous par où pénètre l'eau.

Le tube peut être enfoncé très profondément

dans la terre, ce qui est un grand avantage. Une pompe sert à extraire le liquide.

Inutile d'ajouter que quelle que soit la nature d'un puits, il doit toujours être très loin des fumiers et des fosses d'aisances, afin d'éviter toute chance de contamination.

B) *Les Sources.* — L'eau des sources a, en général, traversé de grandes profondeurs, aussi est-elle pure, mais il est indispensable de bien la capter, d'aller la chercher très loin dans la profondeur, de l'enserrer dans un conduit imperméable, l'amenant au jour, à l'abri de toute souillure.

On éloignera de la source tous les dépôts de fumiers et d'immondices.

***

Il nous reste à parler de deux sortes d'eaux, toujours suspectes : les eaux de l'*Oued*, et celle des *marécages*.

L'Oued-Kebir traverse des terrains fangeux où se trouvent quelquefois, parmi de nombreux déchets, des cadavres d'animaux divers. Nous y avons trouvé, entr'autres détritus, deux squelettes de chameaux.

De plus, les Arabes ont l'habitude de faire leurs ablutions dans l'*Oued* ; ils y mènent boire et patauger leurs troupeaux.

Les eaux de l'*Oued* sont presque toujours contaminées ; on ne devra jamais les boire sans les faire bouillir.

* * *

L'eau des marécages provient des pluies qui balaient le sol, et entraînent un grand nombre d'impuretés. Par son état stagnant, elle constitue un excellent milieu de culture pour les parasites et les microbes divers. Elle n'est donc jamais potable.

Nous venons d'examiner les diverses eaux qu'on trouve dans la région. Voyons maintenant ce qui caractérise les bonnes, et comment on peut purifier les mauvaises.

Caractères d'une bonne eau potable. — Une bonne eau potable est limpide, légère, bien aérée, fraîche, agréable à boire ; elle dissout le savon et cuit bien les légumes.

Elle ne contient ni substances toxiques, ni microbes pathogènes, ni parasites

Analyses de l'eau. — Est-il possible d'être absolument sûr qu'une eau est potable ?

Oui, en la faisant analyser par un chimiste et un bactériologiste. Il ne faut jamais hésiter à faire pratiquer ces analyses quand il s'agit de capter une source ou de s'alimenter à un puits qui semble suspect.

a) Analyse Chimique. — L'analyse chimimique donnera des résultats très précieux ; elle décélera en particulier la présence d'ammoniaque et de nitrites dant l'existence est l'indice d'une souillure récente ; la découverte de nitrates prouvera une contamination plus ancienne.

Nous ne parlons pas du degré hydrotimétrique, les eaux de la région n'étant pas dures en général.

b) Analyse Bactériologique. — L'analyse bactériologique fournira des renseignements non moins indispensables à connaître.

L'eau peut, en effet, servir de véhicule à des microbes et à des parasites redoutables : microbes de la fièvre typhoïde, du choléra, de la dyssenterie, etc.. parasites véhiculés sous forme d'œufs : ascarides,oxyures,tricocéphales, tœnias même, bilharzia hœmatobia... Enfin, on y trouve souvent des sangsues.

Purification de l'eau

1° *Ebullition.* — Mais, me diront quelques colons, nous n'avons à notre disposition qu'un puits, et il est médiocre. Que faire ?

Il n'y a qu'un moyen absolument sûr de rendre inoffensive une eau souillée, c'est de la faire bouillir pendant 10 minutes.

Après ébullition il faudra l'agiter avec une cuiller pour lui restituer les gaz perdus, la rendre enfin plus légère, plus facile à digérer.

On la laissera refroidir en la couvrant avec un linge.

2° *Filtration.* — Un autre procédé d'épuration de l'eau est la filtration.

a) Filtres clarificateurs. — Dans certains cas, où l'eau est très sale, très boueuse, on est obligé de la clarifier même avant ébullition.

Tel est le procédé de l'éponge placée au fond d'un entonnoir.

On peut improviser des clarificateurs avec des linges, des couvertures, du charbon de bois, etc....

L'eau ainsi traitée, tout en étant plus claire, n'a perdu aucun de ses microbes. Il faut donc continuer à s'en méfier.

b) Filtres proprement dits. — Il en existe de très nombreux modèles. Citons parmi les meilleurs :

— Le filtre Chamberland (*bougie de porcelaine dégourdie*).

— Le filtre Berkefeld (*bougies en terre d'infusoires*).

— Le filtre Maillé (*porcelaine d'amiante*).

— Des filtres en porcelaine de cellulose.

— L'éden filtre (*charbon et cellulose*).

— Des filtres en pierre poreuse.

Ces instruments ne sont absolument parfaits que dans les laboratoires où on les nettoie et vérifie minutieusement à intervalles très rapprochés.

Dans la pratique domestique, ils peuvent rendre de très grands services, si on les entretient avec beaucoup de soin.

Un filtre mal nettoyé est un instrument dangereux ; les impuretés, les microbes s'accumulent dans ses pores ; parfois même des fissures passent inaperçues.

Aussi, à notre avis, les meilleurs systèmes domestiques sont ceux où la matière filtrante est changée souvent.

Les inconvénients qui empêchent l'usage des filtres de se généraliser parmi les colons, nous paraissent être les suivants : un prix de revient souvent élevé ; la nécessité d'un entretien très minutieux.

Pour y parer dans la mesure du possible, nous avons imaginé un filtre économique et simple, basé sur le principe connu : sable et charbon, et que nous avons déjà employé avec succès dans le sud de la Tunisie, à Foum-Tatahouine.

Voici la technique d'installation :

1° Sectionner une bouteille, à 3 ou 4 centimètres au-dessus du fond, soit à l'aide d'un diamant, soit en la roulant sur une barre de fer rougie au feu, et en la trempant ensuite brusquement dans l'eau froide.

2° Ajuster au goulot un menu treillage de gaze ou de toile métallique qu'on fixe solidement autour du col.

3° Retourner la bouteille ainsi disposée, (col en bas) y introduire du gravier préalablement bouilli qui devra combler le goulot, plus quelques centimètres du corps de la bouteille. Tasser légèrement.

Verser par dessus une couche haute d'environ 6 centimètres de poudre de charbon de bois (cette poudre pourra être stérilisée par le passage au four durant 10 minutes, ou par ébullition).

Tasser soigneusement, à l'aide d'une tige de bois aplatie à son extrémité, ou d'une petite bouteille à fond plat.

Ajouter enfin une seconde couche de gravier de 3 à 4 centimètres.

Suspendre le filtre au moyen de deux ficelles nouées autour du goulot, et venant décrire un nœud coulant, sur les deux faces opposées du sommet de la bouteille.

Après avoir fait passer un à deux litres d'eau pure pour nettoyer l'appareil des petites particules de charbon qui pourraient passer, on aura un filtre excellent, à condition de le couvrir pour éviter la poussière, et de le renouveler tous les 15 jours.

Ce renouvellement, d'ailleurs facile, est indispensable.

Si la construction a été bien faite, si surtout le charbon a été convenablement tassé, l'appareil donnera de l'eau très pure ; dans tous les cas, il constituera au moins un excellent dégrossisseur.

3° Stérilisation de l'eau par action chimique et filtration combinées. — On a essayé de stériliser l'eau en employant des corps chimiques, parmi lesquels le permanganate de potasse, le permanganate de chaux, l'iode, ont donné des résultats satisfaisants. (Nous n'avons ici en vue que les procédés pratiques pour des colons isolés).

Toutefois, à part le procédé de stérilisation par l'iode (Vaillard et Simonin) qui est excellent, les autres méthodes laissent à l'eau un goût désagréable, et il est impossible de bien doser la matière stérilisante dont la quantité devrait varier avec la composition de l'eau.

On a combiné la stérilisation, par corps chimiques avec la filtration.

Ces procédés ne sont pas parfaits, mais

peuvent néanmoins rendre de grands services en cas de nécessité.

Il existe de petits filtres portatifs basés sur ces principes, et excellents pour les chasseurs, colons, obligés de boire dans l'*Oued*, aux cours de tournées d'exploration. Citons le filtre Lutèce, le filtre Lapeyrère, le premier au permanganate de potasse associé au manganèse ; le second au permanganate alumino-calcaire.

Il existe un grand nombre d'autres procédés de purification de l'eau ; nous nous sommes bornés à indiquer quelques-uns des plus pratiques, pour les colons ou habitants isolés.

Pour les grandes exploitations agricoles ou minières de la région, il serait excellent d'installer des appareils spéciaux de stérilisation par la chaleur. Le meilleur de ces appareils est celui de Vaillard-Demaroux. Nous ne saurions trop le recommander aux grands propriétaires ou directeurs de mines qui auraient besoin de stériliser l'eau pour la boisson de leurs ouvriers.

IV

Hygiène Infantile

1° Comment doit être alimenté un nourrisson.

A) *Allaitement maternel*. — Le seul aliment approprié aux voies digestives de l'enfant est le lait.

Le meilleur lait est celui de la mère.

Il est le meilleur :

Par sa composition chimique qui le rend parfaitement assimilable ;

Par son état « vivant ». — Il contient, en effet, non seulement de la caséine, de la lactose, des sels, mais encore des ferments spéciaux qui favorisent éminemment la digestion.

Toute mère bien portante doit donc nourrir son enfant.

Si elle semble avoir peu de lait au début, elle doit persister, faire téter régulièrement le nourrisson (en compensant l'insuffisance des tétées par du lait de vache) ; très souvent le lait finit par venir en quantité normale.

Seul le médecin a le droit, dans certains cas spéciaux (tuberculose, cardiopathies, etc.) d'empêcher une mère de nourrir son enfant.

B) *Allaitement mercenaire.* — Dans ces cas rares de maladies graves, ou en cas d'insuffisance absolue du lait, on peut prendre une « remplaçante », une nourrice. Cette nourrice doit être examinée par un médecin. Il faut qu'elle ait une bonne santé, ne soit ni syphilitique, ni tuberculeuse, ni alcoolique, ni anémiée par le paludisme ; qu'elle présente des garanties de propreté et de conscience suffisantes. L'état de santé de son enfant sera également à examiner. Il est meilleur qu'une nourrice ne soit pas réglée, mais les règles ne sont pas une contre indication formelle à l'allaitement.

C) *Allaitement artificiel.* — On y a recours quand la mère ne peut nourrir et qu'il est impossible de trouver une bonne nourrice.

Il est fait la plupart du temps au lait de vache, et présente de nombreux inconvénients.

1° Le lait de vache contient bien plus de caséine que le lait humain ; sa lactose, ses ferments, ne sont probablement pas identiques à la lactose et aux ferments du lait de femme.

Etant d'une composition différente, étant en somme plus épais, le lait de vache doit être corrigé. Le professeur Marfan conseille de le couper d'un tiers d'eau, et d'y ajouter 10 pour cent de lactose ou de sucre de canne.

Le lait de vache administré pur ou coupé, suivant l'âge des nourrissons, peut être un excellent aliment, à condition de réaliser les desiderata suivants : provenir d'une vache bien portante ; être tiré par des mains propres, opérant sur une vache propre ; être reçu et transporté dans des récipients parfaitement lavés et ébouillantés ; être enfin consommé tout frais.

* * *

Ces précautions sont assez faciles à réaliser dans notre région :

En premier lieu, la tuberculose est rare chez les vaches en Tunisie. Puis la plupart des grands colons des environs soignent particulièrement leur bétail, les étables sont bien tenues, la traite se fait proprement.

Quand on pourra se procurer le lait dans ces fermes bien tenues, quand on aura fait certifier par un vétérinaire que les vaches sont saines, on sera autorisé à donner le lait aux enfants.

* * *

Malheureusement beaucoup de pauvres gens sont obligés d'avoir recours au lait de vaches, appartenant à des Arabes. Ces vaches sont souvent maigres, malpropres, le lait est recueilli et apporté dans des récipients plus ou moins bien lavés ; souvent même il est additionné d'eau prise dans l'*Oued* ou dans les mares voisines, et sert ainsi de véhicule à de nombreux germes morbides : bacilles de la fièvre typhoïde, de l'entérite, de la dyssenterie, de la diarrhée infantile.

Dans ces cas là, et en général quand on n'est pas absolument, mathématiquement, sûr de la bonne provenance du lait, il faut toujours le stériliser par la chaleur.

Les deux moyens les plus pratiques à la campagne sont :

1° L'Ébullition pure et simple, qui devra être maintenue au moins cinq minutes, à petit feu. Après ébullition, le lait sera soigneusement recouvert pour éviter le contact des poussières. Enfin, et surtout l'été, quand on sera obligé de nourrir un enfant pendant 24 heures avec le lait d'une seule traite, ce lait devra être rebouilli et conservé dans un endroit frais.

2° La Soxhlétisation ou Chauffage au Bain-Marie. — Le lait est versé dans un certain nombre de petits flacons, répartis dans un récipient *ad hoc*, rempli d'eau que l'on porte à l'ébullition pendant 40 minutes. Les goulots des flacons sont recouverts d'un capuchon de caoutchouc fermant automatiquement.

Après la fin de l'ébullition de l'eau, on peut s'arranger pour que chaque flacon renferme exactement la quantité de lait nécessaire pour une tétée ; le lait se conserve ainsi à l'abri de toute souillure, et il suffit, au moment où l'on veut alimenter le bébé, de tremper le récipient dans l'eau chaude, pendant quelques minutes, d'enlever le caoutchouc qu'on remplace par une tétine appropriée. On a ainsi un biberon parfait.

Le lait soxhlétisé n'a pas atteint, en réalité, une température de 100° ; il ne se conserve pas plus de 48 heures.

Quel que soit le procédé employé, l'ébullition ou soxhlétisation, on devra toujours opérer sur du lait frais, trait depuis moins de cinq heures, surtout pendant l'été.

Biberon. — Le meilleur est le plus simple, celui qui se nettoie le mieux. C'est dire qu'il faut absolument prohiber les biberons surmontés d'un long tuyau de caoutchouc dont la propreté n'est jamais parfaite, quelque soin qu'on apporte à leur entretien.

Bien des infections gastro-intestinales chez l'enfant sont provoquées par l'usage de biberons malpropres.

Le système le plus pratique consiste, comme nous l'avons dit, à donner le lait dans le flacon même où il a été stérilisé (système Soxhlet). On ajoute simplement au flacon une tétine en caoutchouc.

Ces tétines peuvent également s'adapter à n'importe quel biberon de verre.

Quand l'enfant a fini de boire, on enlève la tétine qu'on lave et brosse, en la retournant en doigt de gant, dans de l'eau chaude additionnée de temps à autre de carbonate de soude.

On brosse le flacon dans le même liquide, on rince soigneusement à l'eau claire, et l'appareil est prêt à servir de nouveau.

En résumé :

1° Le meilleur lait est celui de la mère ;

2° Faute de lait maternel, on devra prendre une bonne nourrice ;

3° Faute de bonne nourrice, recourir à l'allaitement par le lait de vache.

— Donner de préférence le lait cru qui est plus facile à digérer, qui est « vivant », quand on est absolument sûr de sa pureté et de sa fraîcheur.

— Quand on a le moindre doute, employer soit l'ébullition, plus facile peut-être dans les ménages pauvres, soit la soxhlétisation qui nous semble meilleure, ayant l'avantage de conserver à l'abri de toute souillure le lait de chaque tétée ;

4° Le meilleur biberon sera le plus simple, celui qui se nettoie le mieux. On l'entretiendra toujours méticuleusement propre.

Nous voilà documentés sur la façon d'avoir du bon lait. Comment devons-nous le donner à l'enfant ?...

a) Quelle est la quantité nécessaire par jour ?

b) En combien de tétées ou de biberons doit-on la répartir ?

a) QUANTITÉ DE LAIT. — Elle est variable évidemment avec l'âge, comme nous montre le tableau suivant emprunté à Auvard (1) cité par Weil :

---

(1) AUVARD, *Le Nouveau-Né*, Paris 1894.

	Par tétée		*Par Jour*	
1er jour	5 gr.	5 gr. de plus par jour	50 gr.	50 gr. de plus par jour
2e —	10	—	100	—
3e —	15	—	150	—
4e —	20	—	200	—
5e —	25	—	250	—
6e —	30	—	300	—
7e —	35	—	350	—
8e —	40	—	400	—
9e —	45	—	450	—
10e —	50	—	500	—

	Par Tétée		*Par Jour*	
1er mois	60 gr.	15 gr. de plus par mois	600 gr.	50 gr. de plus par mois
2e —	75	—	650	—
3e —	90	—	700	—
4e —	105	—	750	—
5e —	120	—	800	—
6e —	135	—	850	—
7e —	150	—	900	ou environ un litre.

b) Nombre de Tétées ou de Biberons. — Ce nombre doit être absolument réglé.

(1) «.. toutes les deux heures le jour pendant « les trois premiers mois, toutes les trois « heures à partir du second trimestre. La nuit « les intervalles entre les tétées seront doublés. « A partir du septième ou huitième mois, on « remplace une des tétées par une soupe ; à « dix mois, par deux. Les soupes seront faites « avec de la farine de gruau, d'avoine, du

(1) Weil. Précis de médecine infantile, page 7, Edition 1900.

« racahout, les farines lactées, le tapioca, les « panades. Le sevrage sera en général tardif, « à seize ou dix-huit mois. Souvent il est pra- « tiqué à un an. On le fera coïncider avec la « saison tempérée ou froide.

« A partir d'un an on ajoute aux potages « féculents des œufs, du bouillon, du jus de « viande. »

Nous avons tenu à citer ces sages conseils du Maître Lyonnais. Ils devraient être pour toutes les mères de famille un véritable bréviaire.

Dans la pratique, ils sont bien peu suivis. Nous constatons souvent que les mères donnent à boire à leurs enfants chaque fois qu'ils pleurent ; certains jours le nourrisson tette, ou prend le biberon, à 20, 25, 30 reprises en 24 heures.

Cette irrégularité, cette abondance des tétées ou du biberon aboutissent à un véritable gavage.

L'estomac du nourrisson met environ, une heure à une heure et demie, pour digérer une tétée normale ; quand de nouvelles tétées sont ingurgitées au milieu d'une digestion déjà commencée, il se produit un surmenage de l'estomac, conduisant rapidement à des troubles digestifs.

Les enfants doivent être réglés ; il faut les laisser pleurer et ne pas céder à leurs cris ; après quelques jours de patience, on s'apercevra que le nourrisson se règle lui-même, qu'il demande à téter aux mêmes heures, qu'il ne réveille plus, sans cesse, sa mère la nuit. Enfant et mère y gagneront en repos et santé.

Un autre genre de gavage, plus rare heureusement, est le gavage des nourrissons par des aliments indigestes. Ceci est surtout fréquent chez les Arabes. Nous avons vu de petits indigènes de trois mois, avaler du couscous, des pommes de terre, des boulettes de viande.

L'effet de cette alimentation stupide ne se fait pas attendre, et bien souvent l'enfant meurt de gastro-entérite ; quand il vit, il présente un ventre énorme, mou (ventre de batracien), des chairs flasques et jaunâtres. Il sera toujours malade, prêt à contracter toutes les infections contre lesquelles il n'aura pas la force de lutter.

* * *

Il nous est impossible, dans un ouvrage aussi bref, de passer en revue toute l'hygiène infantile ; nous terminerons ce chapitre par quelques conseils rapides, au sujet d'erreurs assez souvent commises.

1° Soigner particulièrement les yeux des enfants surtout l'été où les ophtalmies sont fréquentes dans notre région. Laver soigneusement les paupières et les rebords des cils chaque matin avec un tampon d'ouate hydrophile imbibé d'eau bouillie.

Se souvenir enfin que toute maladie d'yeux est grave, demande à être traitée dès le début, et venir consulter le médecin aussitôt qu'une affection semble se déclarer.

2° Baigner chaque jour, ou tout au moins lotionner les enfants, surtout pendant l'été. Tenir en parfait état de propreté les fesses et les endroits ordinairement souillés de matières fécales et d'urine dont l'action est particulièrement irritante pour la peau. On nettoiera souvent ces parties, en les saupoudrant, après lavage, avec de la poudre d'amidon.

3° On doit proscrire absolument le maillot très serré qui emprisonne hermétiquement l'enfant et l'empêche de remuer ses jambes.

Un bon système employé souvent dans le pays consiste à envelopper le ventre et les jambes de l'enfant dans une sorte de sac en flanelle qui recouvre les langes. Le tronc et les bras sont vêtus d'une petite chemise et de tricots ou flanelles.

4° Pendant l'hiver il ne faudra sortir l'enfant que 15 jours après sa naissance. Commencer les sorties aux heures les plus chaudes du jour.

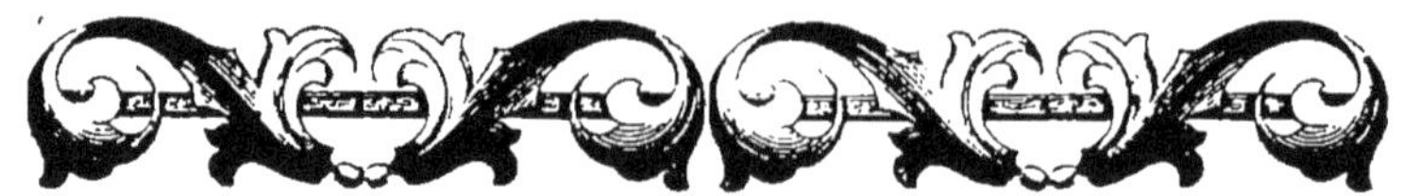

V

REVACCINATION

Les habitants de la région paraissent tous comprendre les avantages de la vaccination ; ils savent qu'elle préserve sûrement de la variole.

Mais beaucoup s'imaginent qu'il suffit d'avoir été vacciné une fois dans sa vie, avec succès, pour être à l'abri de toute atteinte variolique.

C'est là une erreur profonde. L'immunité conférée par la vaccination ne dure pas plus de 5 à 6 ans.

Quelques-uns croient aussi que la variole épargne les vieillards. Nous avons vu à Lyon, pendant une épidémie, la variole atteindre souvent des personnes âgées.

Enfin, d'autres s'imaginent être réfractaires à la variole parce que « le vaccin n'a jamais pris sur eux. » Ils en concluent qu'il est inutile de se faire revacciner à l'avenir.

D'abord est-il bien prouvé que le vaccin n'ait jamais pris ? Il y a bien des cas ou l'éruption vacciniforme n'est pas nette, et où les résultats sont cependant positifs.

En second lieu, le vaccin peut ne pas avoir pris parce qu'il était vieux, avarié, que l'inoculation n'a pas été parfaite, que le patient a essuyé trop tôt les parties inoculées.

Donc, que vous ayez été vaccinés avec ou sans succès, que vous soyez jeunes ou vieux, faites-vous revacciner tous les 5 ans, et de plus en temps d'épidémie.

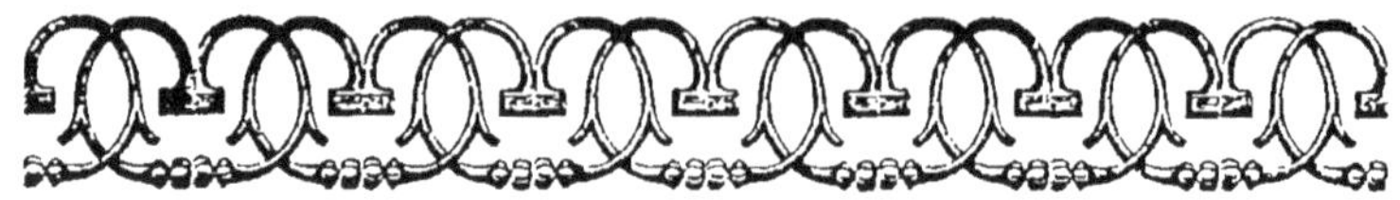

VI

REMARQUES AU SUJET DES ACCOUCHEMENTS

Voici comment accouchent un certain nombre de femmes siciliennes.

La scène se passe dans une chambre pouvant contenir normalement 5 à 6 personnes, mais où sont réunies 10 à 12 voisines, remuant, gesticulant, donnant force conseils. La parturiente est debout, soutenue par deux amies. Une vieille matrone trempe ses mains douteuses dans une assiette d'huile quelconque où nagent des mouches diverses, et se livre aux manœuvres dites du « petit travail ». De temps à autre, elle rajuste son fichu ou même ses sabots. La poussière vole de tous côtés, sans cesse remuée par la nombreuse assistance.

Souvent la parturiente épuisée par la station debout a une syncope quelquefois mortelle. Quand rien ne va plus, on pense enfin qu'il existe un médecin et on l'envoie chercher.

Position debout pour une accouchée ; présence de nombreuses voisines qui se lamentent au moindre incident, décourageant la patiente, apportent avec elles des germes morbides, et en particulier les streptococques de la fièvre puerpérale, manœuvres nuisibles d'une matrone ignorant totalement ce que peuvent être l'asepsie ou l'antisepsie, voilà le tableau que nous avons contemplé une fois : il réalise à peu près le maximum d'erreurs possibles.

Presque toutes les accouchées sont infectées. Beaucoup se guérissent grâce à leur très robuste constitution ; quelques-unes succombent à l'infection immédiate, ou n'en sont arrachées par le médecin qu'à force de soins. (Dans un cas récent, il nous a fallu 3 semaines d'injections intra-utérines pour guérir une femme gravement atteinte de septicémie).

D'autres, enfin, contractent des métrites difficiles à guérir, amenant bientôt des ovaros salpingites dont le pronostic est toujour-sérieux.

Que faire pour éviter ces graves complications ?

Des choses bien faciles en somme : avoir, dans une chambre propre, un lit propre ; y faire coucher la parturiente bien savonnée et lotionnée ; écarter la foule des commères ; prendre une sage-femme diplômée qui sache au moins s'aseptiser les mains, se servir d'eau bouillie, et soit assez savante pour avoir idée de demander conseil au médecin si elle est embarrassée.

Il faudrait en outre que les accouchées ne se lèvent pas trop tôt ; certaines sont debout et travaillent deux jours après l'accouchement. C'est là une pratique dangereuse contre laquelle nous ne saurions trop nous élever.

Une accouchée très robuste devrait toujours rester *au minimum* 10 jours au lit, plus une semaine au repos complet ; une femme plus délicate aurait besoin d'une période d'alitement et de repos double.

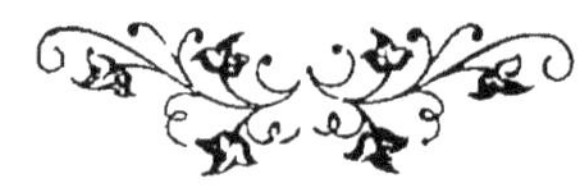

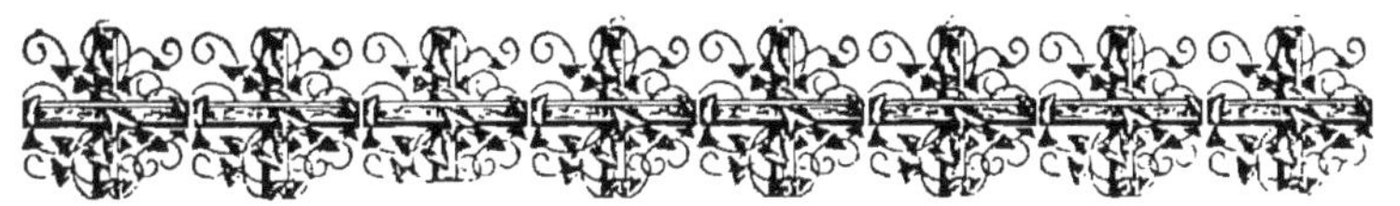

VII

Les Commères

En matière d'accouchement, les matrones sont, comme nous venons de le voir, des êtres absolument néfastes. Et cependant, malgré tous les accidents dont elles ont été cause, malgré les défenses d'exercer qu'on leur a faites, c'est toujours à elles que beaucoup de gens ont recours en premier lieu.

La sage-femme est très rarement appelée. Le médecin n'est mandé qu'en cas de mort de la parturiente, ou quand il se présente un phénomène tout à fait déconcertant pour les commères assemblées (hydrocéphalie, par exemple, pour citer un cas récent).

Cette habitude de n'appeler le médecin qu'à la dernière extrémité est enracinée dans l'esprit des gens, et tous nos prédécesseurs l'ont amèrement déplorée.

Je viens d'en parler à propos d'accouchements, mais des réflexions analogues peuvent être faites à propos de toutes les maladies.

Une personne est-elle malade? Vite on consulte les voisins. La marchande de sardines du coin a une recette excellente pour les vers ; l'épicière connaît un remède infaillible contre le rhume ; le savetier fabrique un fameux collyre pour les maux d'yeux.

On ingurgite, on absorbe, on instille. — Cependant le mal ne cède pas.

La première station chez les commères du voisinage n'ayant pas produit de bons résultats, on se décide à une deuxième étape et on va chez le pharmacien.

Celui-ci, à son tour, est vivement sollicité de donner un remède qui guérisse vite et agréablement.

Le pharmacien examine le facies du malade, demande quelques renseignements, et, quelquefois, jugeant le cas bénin, y va de sa petite potion.

Si celle-ci ne fait pas d'effet, ou si le pharmacien, trouvant le cas grave, a conseillé lui-même de venir nous voir, le malade arrive enfin, à regret, au terme de ses pérégrinations, à sa troisième étape : chez le médecin.

Pendant toutes ces allées et venues, la

maladie s'est aggravée. Le rein, la vessie, le foie étaient-ils malades primitivement ? On s'est hâté de donner des médicaments qui ont amené de la dyspepsie, de la diarrhée, de l'entérite ; ce n'est plus un organe qui est malade, mais deux, trois ou davantage.

Bien entendu, on cache au médecin toutes ces médications antérieures qui sont suivies depuis des semaines. On lui raconte que « c'est venu il y a quelques jours, en ouvrant une porte,... en fermant une armoire,... on a constaté un écoulement, une douleur au foie... depuis, on n'urine qu'avec douleur, ou on ne peut plus digérer ».

Heureusement pour eux, les médecins ne se contentent pas des indications vagues ou erronées de certains clients ; ils interrogent, palpent, posent de multiples questions, et le patient se coupe, avoue la potion du savetier, le lavement composé de la marchande de sardines, la pilule de l'épicier.

On peut enfin se reconnaître dans ce dédale, soupçonner la cause du mal qu'on diagnostique ensuite, par un examen approfondi, et... guérir quand il n'est pas trop tard.

Mais souvent le malade a trop attendu, les lésions sont irréparables.

Quand vous êtes malades, ne vous adressez ni au quincaillier, ni aux commères, ni même au pharmacien. Faites appeler immédiatement le docteur.

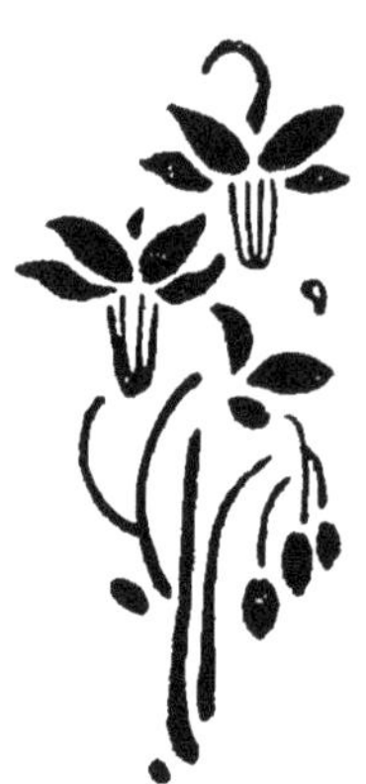

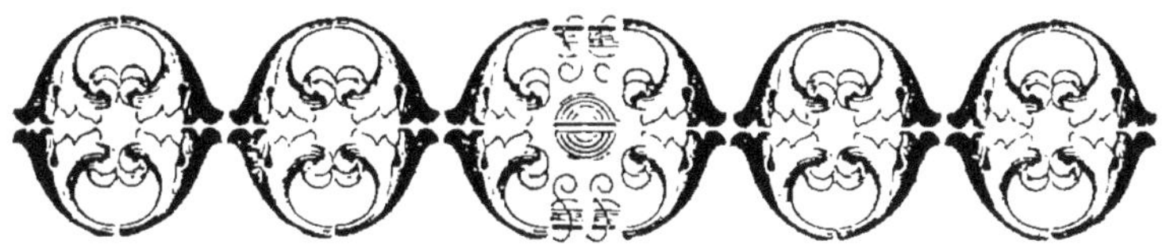

VIII

LA 4ÈME PAGE DES JOURNAUX

et les Livres dits « de Médecine »

Certains clients pratiquent un autre genre de thérapeutique. Ils se soignent eux-mêmes d'après les recettes lues à la quatrième page des journaux.

Pour se guérir d'une maladie, souvent imaginaire, ils absorbent les panacées les plus exotiques (plus ça vient de loin, mieux ça vaut), qui produisent un effet sûr et constant : celui de détériorer les voies digestives.

Dans cette thérapeutique, les laxatifs ont le premier rang.

On se purge au début pour chasser les humeurs, chaque semaine, à l'occasion d'une fatigue, d'un banquet; puis l'abus des laxatifs entraîne la constipation. On se purge donc parce qu'on est constipé. Au bout de peu de temps le purgatif n'agit plus, on force les doses, on prend un autre produit réputé, qui, à la longue, amène le même résultat.

Quand rien ne va plus, quand on a dépensé beaucoup d'argent, en spécialités ou en tisanes plus ou moins merveilleuses, on vient consulter le médecin qui doit réparer les dégâts.

* * *

Certaines personnes cumulent la lecture des réclames et celle des manuels dits « de Médecine », qui ne sont souvent que des variétés de réclame commerciale.

Lit-on le chapitre *Méningite*, et a-t-on le lendemain une migraine un peu forte ? Il n'y a plus de doute, c'est la fatale maladie qui commence.

Vite, il faut l'enrayer. On regarde à l'article « traitement », et on voit en première ligne :

« Remède X, guérit les méningites, etc. » — Le plus souvent, le remède X est une spécialité médiocre; le fabricant et l'éditeur du livre sont associés, à moins qu'ils ne soient une seule et même personne !

Comme la prétendue méningite guérit, la réputation du remède X grandit, et le Monsieur, miraculeusement sauvé, vante la marchandise à son entourage.

Certes, il existe de bons « livres de médecine populaire » faits par des médecins sérieux et honnêtes mais ces livres sont rares, et le public, qui n'a pas les notions techniques indispensables, les assimile souvent mal. L'art de traiter les maladies ne s'apprend pas dans des livres, mais au chevet des malades.

Je ne saurais blâmer les colons qui ont le légitime désir de s'instruire pour secourir leur famille en cas d'absence du médecin ; je voudrais simplement leur prouver combien un diagnostic de maladie est chose difficile, même pour un praticien habile ; combien de notions d'anatomie, de physiologie sont indispensables pour comprendre les symptômes les plus minimes en apparence.

* * *

Prenons, pour exemple de notre démonstration, une soi-disant « maladie », à propos de laquelle on consulte souvent la 4me page des journaux, ou les manuels de médecine : « le mal de tête ».

Vous avez, dites-vous, un mal de tête persistant, qui vous inquiète beaucoup. Vous voyez à la fin de votre journal, ou dans un livre de réclame que les pilules Y sont tout à fait ce qu'il vous faut ; « elles guérissent radicalement : insomnies, maux de tête, eczéma, ulcères, dartres, épilepsie, avarie, etc. ».

Tout cela est un tissu d'erreurs. D'abord, la céphalée, le mal de tête, n'est pas une maladie, c'est un symptôme, produit par des causes multiples. Seule la découverte de la cause permettra de soigner le mal.

Connaissez-vous la cause de vos maux de tête ?

C'est, me direz-vous, un coup de froid, un courant d'air, le soleil, une frayeur, une contrariété,... ou rien du tout.

Je ne veux pas vous contredire avant examen, mais ne croyez-vous pas qu'il existe des causes possibles auxquelles vous ne songez pas. Par exemple le paludisme. Tous les jours nous observons des clients atteints de céphalées dont ils ignorent la cause. Ce sont souvent des malades atteints de fièvres larvées. Un traitement sérieux par la quinine guérit le paludisme, et le mal de tête qui en est la conséquence.

Le mal de tête s'observe chez les saturnins, les diabétiques, dans le mal de Bright, la syphilis, l'artériosclérose, etc., etc.

A quoi reconnaîtrez-vous, par exemple, le mal de Bright ?

Comment saurez-vous s'il vous faut du lait plutôt que de l'huile d'olive et des lavements très chauds ou du mercure, de l'iodure à doses fortes ou faibles ?

Sans doute, reconnaissez-vous enfin, nous ne pouvons le plus souvent diagnostiquer et partant bien soigner nos maladies. Mais il y a des exceptions...

« Ainsi moi, je suis chlorotique. Je sais que la chlorose donne le mal de tête. Mon petit manuel enseigne que, pour guérir la chlorose, il faut prendre les pilules de fer X. Je vais guérir à la fois ma chlorose et mes céphalées. Et je n'ai pas besoin de médecin ! — »

Permettez ! La chlorose est un « mot », mais non une « entité » ayant une existence propre. Ce qui existe, ce sont des malades chlorotiques, réagissant de façons multiples, exigeant des traitements divers.

A l'un, il faudra recommander les exercices modérés, le grand air ; pour l'autre, dont la chlorose proviendra de surmenage, de misère, le repos au lit sera le meilleur mode de guérison ; un troisième, à l'estomac débilité, devra d'abord faire une cure de lait, etc. ; un quatrième, très constipé, ne pourra pas prendre de fer sans l'associer à un laxatif.

Et puis, une maladie n'existe presque jamais seule ; elle retentit sur les autres organes, sur le corps entier.

Il faudra donc tenir compte de l'état des voies d'absorption, ou d'élimination, de l'état général, il faudra remonter, réconforter le malade, savoir lui parler doucement ou avec fermeté, suivant les cas.

Tout cela demande une très longue éducation préalable, beaucoup d'habitude des malades, un esprit d'observation développé par la pratique... Ce n'est pas la lecture de vos petites brochures de réclame qui pourra, en quelques minutes, vous apprendre ce que nous mettons tant d'années à acquérir.

Ne vous fiez donc plus aux fallacieuses promesses des gazettes ou des manuels qui prônent une spécialité contre toutes les maladies, et, si vous avez le légitime désir de vous instruire, étudiez les livres d'hygiène, dont la lecture vous sera très profitable.

Elle vous fera comprendre qu'en prenant certains soins, pour le logement, la propreté corporelle, l'alimentation, les vêtements, etc., l'homme peut se préserver des affections évitables.

Pourquoi, dès lors, essayeriez-vous en vain de guérir des maladies, quand il est si facile d'apprendre à les prévenir ?

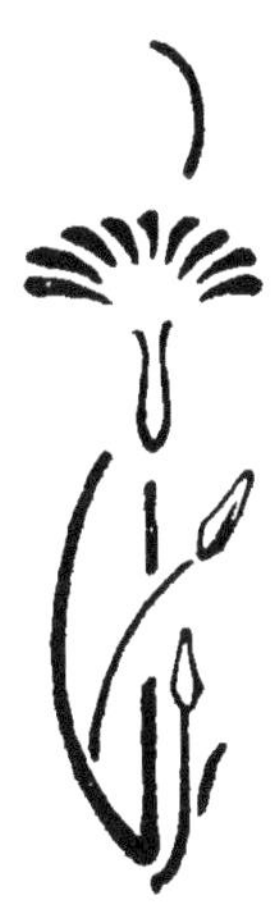

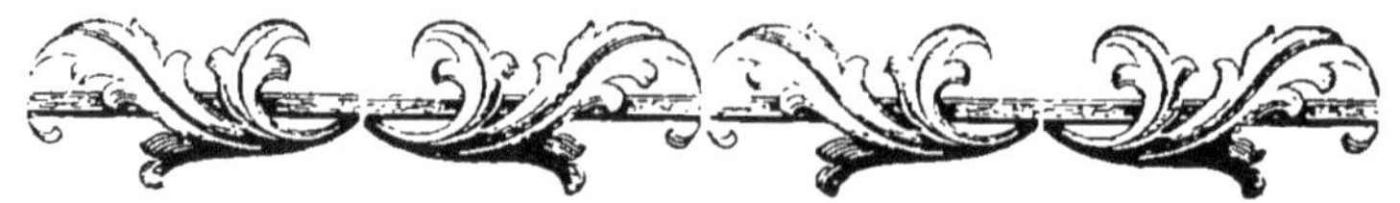

IX

COMMENT LES COLONS

doivent-ils faire appeler le Médecin

Si vous habitez loin de la ville et avez besoin d'un Docteur, faites-le prévenir par un émissaire intelligent à qui vous expliquerez les symptômes présentés par le malade, ou la nature de l'accident. Si vous n'avez pas sous la main de personne assez intelligente pour mettre oralement le médecin au courant de la situation, faites un billet explicatif.

Par exemple, un de vos enfants a un mal de gorge violent, il respire très difficilement ; sa voix est éteinte. D'après les explications de votre émissaire, ou sa lettre, le médecin pensera au croup, apportera du sérum, une seringue de Roux, voire une canule à trachéotomie.

Êtes-vous mordu par un serpent venimeux ? Un de vos domestiques s'empoisonne-t-il ou se casse-t-il une jambe ? Il faut que le Docteur se munisse d'une seringue de Pravay, d'hypochlorite de chaux, ou de contrepoisons, de caféine... ou d'attelles, de bandes. Si vous ne l'avez pas prévenu de la nature de la maladie ou de l'accident, il arrivera muni seulement de sa trousse, devra envoyer chercher à la ville les médicaments ou pansements, attendre de longues heures leur arrivée.

Résultat : impossibilité de donner les premiers soins urgents nécessaires, retard dangereux et quelquefois fatal pour le malade, préjudiciable toujours pour le médecin.

Pour plus de sûreté, il serait bon d'avoir à la campagne une petite provision d'objets de pansements ou de médicaments d'urgence.

Au cas où le médecin non documenté arriverait démuni, il pourrait, grâce à votre petite pharmacie, donner quelques soins.

Nous indiquons, à la fin de cet ouvrage, la liste des objets et médicaments les plus usuels pouvant être utiles aux colons.

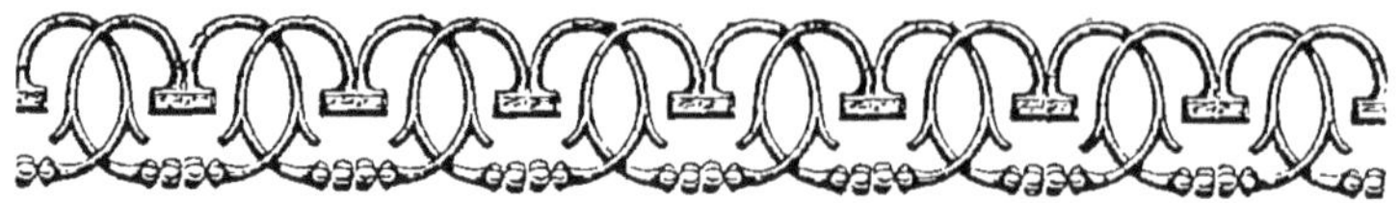

X

PREMIERS SOINS

à donner en cas d'Accident ou d'Indisposition

Plaies

Premier cas à envisager : *Le sang coule peu abondamment* :

— A) Faire bouillir immédiatement des compresses carrées de toile ou mouchoirs pendant 10 minutes.

— B) Se nettoyer les mains (savonnage brossage).

— C) Laver la plaie à l'eau bouillie très chaude, en enlevant avec une compresse les particules de terre, de matières diverses. Si la blessure est très souillée de terre ou de fumier, il sera indispensable d'ajouter à l'eau de lavage un paquet de 0 gr. 50 de permanganate de potasse, pour deux litres d'eau.

— D) Exprimer les matériaux de pansement bouillis, en recouvrir la plaie. Maintenir avec du coton et une bande un peu serrée.

Deuxième cas : *L'hémorragie est abondante.* — Supposons qu'il s'agisse d'un membre. Le sang sort très rouge, par jets saccadés, indiquant la blessure d'une artère.

Il faut immédiatement arrêter l'hémorragie ; liez le membre au-dessus de la plaie avec un mouchoir roulé, une ceinture, une bande. Passez, sous les bouts noués, un petit bâton, une clé, tournez pour serrer plus fortement (garrot).

Si le sang sort noir, en bavant, indiquant l'ouverture d'une veine, essayez de lier au-dessous de la plaie.

Le garrot est un appareil provisoire dont le maintien prolongé amènerait la gangrène du membre.

Il faut donc, en cas de plaie grave avec perte abondante de sang, faire prévenir immédiatement le médecin, qui seul pourra faire les ligatures pour arrêter définitivement l'hémorragie.

* * *

Au cas où la plaie siégerait à un endroit du

corps où il serait impossible d'établir un garrot, bourrer avec des matériaux de pansement, faire sur la plaie une compression énergique, préparer eau bouillie, compresses bouillies, pour que le médecin puisse faire le pansement à son arrivée.

Fractures des Membres

1° *Immobilisation.* — Ne jamais relever un blessé atteint de fracture sans avoir au préalable immobilisé la partie cassée.

Pour cette immobilisation, placer, de chaque côté du membre, des attelles, lames de carton, planchettes, qu'on entoure et serre avec des liens circulaires plats.

S'il s'agit d'une fracture du membre supérieur, mettre une écharpe pour soutenir le bras. Le membre inférieur cassé devra être réuni par des liens au membre sain.

Relèvement du blessé. — Approcher un brancard, une civière, ou à défaut une porte. Eviter les secousses, lever le blessé le moins possible. Caler le membre cassé sur le brancard.

Entorses

Surtout fréquentes au pied, appelées communément « pied tourné ». — Tremper le pied dans l'eau fraîche, mettre ensuite de l'ouate, une bande de flanelle bien serrée. Repos au lit en attendant l'arrivée du médecin.

Corps étrangers de l'oreille

Petits insectes divers entrant brusquement dans l'oreille, graviers, etc. — Une pratique néfaste très répandue, consiste à récurer l'oreille avec une tige de bois, pour enlever les corps étrangers. Cette façon de procéder expose à de grands dangers : inflammation aiguë du conduit auditif, perforation du tympan, etc. Il faut toujours se borner à irriguer plusieurs fois l'oreille au moyen d'une seringue remplie d'eau chaude. L'eau décollera et fera sortir sûrement le corps étranger.

Mort apparente

Pour toute personne étrangère à la médecine, le seul signe certain de la mort est la putréfaction.

Par conséquent ne laissez jamais sans secours une personne inanimée ; la mort peut n'être qu'apparente.

Asphyxie. — Assez fréquente dans la région, chez les noyés. — Il faut courber le malade sur le côté, écarter doucement les mâchoires, pencher la tête *(pendant quelques secondes seulement)* pour faciliter la sortie de l'eau.

Surtout, se garder de suspendre le noyé par les pieds, c'est une pratique très dangereuse.

On remet vite le noyé sur le dos, on saisit la langue qu'on tire assez fortement en avant, 15 à 20 fois par minute (tractions de Laborde).

Des aides intelligents pratiquent la respiration artificielle, s'efforçant de réaliser des mouvements de respiration ordinaire (15 à 20 fois par minute) par gonflement et dégonflement de la poitrine du noyé.

L'un des aides abaisse et relève rythmiquement les bras, d'autres frictionnent les membres.

Il faut se garder de réchauffer trop vite le noyé.

Continuer ces soins pendant plusieurs heures : (des gens asphyxiés n'ont été rappelés à la vie qu'après 3 heures de soins).

Syncopes. — Synonymes : — Perte de connaissance, évanouissement avec pâleur du visage.

Traitement. — Coucher le malade la tête basse, desserrer les vêtements, faire respirer du vinaigre, frapper sur la figure avec un mouchoir mouillé d'eau froide.

Enfin, tractions rythmées de la langue.

Apoplexie. — Appelée souvent coup de sang, évanouissement avec congestion de la face.

L'indication essentielle est de décongestionner le cerveau. Pour cela :

a) Tenir la tête haute,

b) La rafraîchir avec de l'eau froide,

c) Faire de la révulsion sur les pieds et les jambes (ventouses, bains de pieds sinapisés).

Si ces moyens ne suffisent pas, pratiquer les tractions rythmées de la langue et la respiration artificielle.

Donner un lavement purgatif (2 cuillerées de sel de cuisine dans un quart de litre d'eau tiède).

Insolation. — Placer le malade à l'ombre, la tête élevée, dégrafer son col, sa cravate, ses vêtements. Jeter de l'eau froide sur son visage et sa tête. Frictionner le corps.

Tractions sur la langue.

Pendaison. — Couper la corde immédiatement, coucher le pendu à terre.

Tractions de la langue, respiration artificielle, mêmes soins que pour les autres asphyxies.

Empoisonnements

Une personne vient d'avaler un poison. Vous n'avez pas de médecin à proximité. Que devez-vous faire ?

Vous savez que l'estomac et l'intestin sont nos organes d'absorption. Plus vous laisserez le poison en contact avec ces organes d'absorption, plus il sera nuisible.

Donc avant tout :

1° Essayez de faire rejeter par l'estomac le toxique qu'il contient ;

a) Faites vomir en chatouillant l'arrière-gorge, en titillant la luette ;

b) Si ces manœuvres ne réussissent pas, donnez un vomitif, par exemple :

Emétique,	0 gr. 10 centigr.
Eau pure,	un demi-verre.

Ou encore :

Sulfate de cuivre,	0 gr. 30.
Eau tiède,	100 grammes.

Ou encore :

Ipécacuanha en poudre,	2 grammes.
Eau tiède,	un verre.

Bien agiter et administrer en 2 fois à 1/4 d'heure d'intervalle.

2° Le vomitif ayant agi, donner du lait ou de l'eau tiède contenant 2 blancs d'œufs battus pour un litre d'eau. Ces boissons calmeront les brûlures ou douleurs de la muqueuse gastrique qu'elles laveront, neutralisant même quelques restes de toxique.

3° Ceci fait, vous vous dites que l'estomac est débarrassé et lavé, mais que sans doute une petite quantité de poison a dû passer dans l'intestin. Comment chasserez-vous ce poison, comment empêcherez-vous qu'il soit absorbé par la muqueuse intestinale ?

Au moyen de purgatifs.

Par exemple :

Sulfate de magnésie,	25 grammes.
dans un verre d'eau.	

Donner en même temps un lavement purgatif ; le plus facile à composer est le suivant :

Sel de cuisine,	2 cuillerées.
Eau chaude,	1/4 de litre.

Voilà le poison expulsé des voies digestives. Pendant son séjour dans l'estomac et l'intestin il a corrodé et détérioré les muqueuses.

Laissez donc le malade à un régime qui répare ces muqueuses malades. La diète lactée (3 litres de lait par jour) est tout indiquée, car elle reposera les voies digestives et fera uriner le malade, chassant par les urines les derniers restes de poison.

5° Si grande qu'ait été votre rapidité à secourir la victime, une petite quantité de toxique absorbée aura impressionné l'organisme entier et fera sentir ses effets sous la forme de phénomènes généraux.

Vous combattrez ces phénomènes au fur et à mesure de leur apparition.

Contre le refroidissement des pieds et des jambes, il faut employer les bouillottes d'eau chaude, les briques chauffées au four, les sinapismes, les frictions, etc...

Contre les symptômes d'affaiblissement, les tendances à la syncope, donnez des infusions chaudes de café, de thé, (faites des frictions sur tout le corps), flagellez le visage avec un mouchoir trempé dans l'eau froide.

Dès le début de l'empoisonnement, vous aurez fait écrire au docteur, le plus proche, un billet expliquant succinctement le cas, mentionnant, si vous le connaissez, le nom, ou au moins l'apparence du poison absorbé.

A son arrivée le médecin sera donc déjà documenté et pourra sans perdre de temps parer aux complications que vous n'auriez pu éviter malgré votre zèle et votre intelligence.

Piqûres de scorpions et de vipères

1° La première indication est d'arrêter la pénétration du venin dans l'organisme. Pour cela, nouez avec force un lien quelconque, bande, mouchoir, autour du membre, au-dessus de la piqûre.

2° Avec un petit canif passé 2 ou 3 fois dans la flamme d'une lampe à alcool ou à défaut d'un feu quelconque, élargissez un peu la plaie (surtout s'il s'agit d'une morsure par vipère) faites saigner en exprimant ; — si vous n'avez pas d'écorchures à la bouche. aspirez le plus possible de sang et de venin. Il faudra ensuite laver la plaie avec une solution d'hypochlorite de chaux à 1/60, ou à défaut, de permanganate de potasse à 1/50, ou toucher à la teinture d'iode.

Ceci fait, n'oubliez pas d'enlever la ligature mise au début.

Aux colons habitant loin de la ville, nous conseillons le moyen suivant :

a) Pour Morsures de Vipères. — 1° Lier le membre.

2° Faire sortir sang et venin en exprimant.

3° Laver la plaie avec une solution d'hypochlorite de chaux à 1/60.

4° Injecter 2 seringues de Pravaz de cette solution dans la plaie, 2 au-dessus et autour.

b) Pour Piqures de Scorpions. — 1° Injecter une seule seringue d'hypochlorite dans le trajet de la piqûre après expression et ligature.

1 autre seringue à 3 centimètres plus haut.

Le traitement par l'hypochlorite a été préconisé par le professeur Colmette de Lille.

Nous l'avons employé dans le Sud à Foum-Tatahouine pour soigner 24 indigènes (dont 8 petits enfants) atteints de piqûres de scorpions. Le succès a toujours été complet.

Nous ne saurions trop recommander aux colons éloignés d'avoir toujours chez eux une seringue de Pravaz stérilisable (à piston métallique plein ou en verre) et une solution d'hypochlorite de chaux à 1/60. Il suffira de faire bouillir seringue et aiguille au moment de s'en servir, pour éviter toute chance d'infection.

Inutile d'ajouter que pour toute piqûre grave, vous combattrez les phénomènes généraux (dépression, tendances à la syncope), en donnant du thé, du café, des réconfortants. Il sera indiqué d'administrer des diurétiques (lait surtout) et un laxatif pour éliminer le poison par le rein et l'intestin.

Liste des Médicaments et Objets de pansements indispensables aux Colons.

A) *Objets de pansement :*

Coton hydrophile	4 paquets de 25 grammes.
Gaze stérilisée	2 paquets.
Bandes en toile	4
Bande en flanelle	1
Seringue de Pravaz	1 (Stérilisable avec piston métallique ou en verre).
Aiguilles de seringue	2
Epingles de sûreté	12
Lampe à alcool	une
Cuvette métallique	une

B) *Médicaments pour l'usage externe*, (étiquette rouge poison) :

Teinture d'iode	1 flacon de 75 grammes.
Solution d'hypochlorite de chaux à 1/60	1 flacon de 125 grammes.
Permanganate de potasse	4 paquets de 0 gr. 50 chaq.

c) *Médicaments pour l'usage interne :*

Comprimés de quinine à 0 gr. 25	50 comprimés.
Ipécacuanha en poudre	5 paquets de 0 gr. 30 chaq.
Sulfate de magnésie	4 paquets de 25 grammes.
Huile de ricin	1 flacon de 75 grammes.

Si le colon est parfaitement au courant de la technique des injections sous cutanées, il pourra se munir également de 4 ampoules de chlorhydrate de quinine, précieuses contre les accès de paludisme aigu.

Il devra savoir que toute injection de quinine mal faite est dangereuse, et s'abstenir s'il n'est pas sûr de son asepsie.

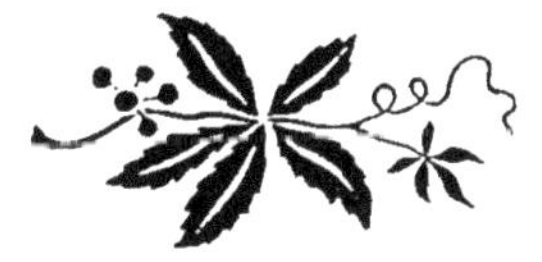

TABLE DES MATIÈRES

Pages

Préface de Monsieur le Médecin principal MALINAS. 1

Introduction 3

I. — Prophylaxie du Paludisme.............. 5

II — Habitations 15

III. — L'Eau................................ 22

IV. — Hygiène infantile....................... 33

V. — Revaccinations 44

VI. — Remarques au sujet des Accouchements. 46

VII. — Les Commères.......................... 49

VIII. — La 4e page des Journaux et les Livres dits de *Médecine*.................... 53

IX. — Comment les Colons doivent faire appeler le Médecin.......................... 60

X. — Premiers soins à donner en cas d'accidents ou d'indispositions................. 62

www.ingramcontent.com/pod-product-compliance
Ingram Content Group UK Ltd.
Pitfield, Milton Keynes, MK11 3LW, UK
UKHW021005200726
13857UKWH00004B/1280